A. DUPUY

LE CANCER

Son traitement curatif

l'EUTROPINE

1910

S'ADRESSER A M. L'ABBÉ DUPUY, A SALLES-ADOUR
PAR BERNAC-DEBAT. (H.-P.)

Prix : 1 franc.

A. DUPUY

LE CANCER

Son traitement curatif

l'EUTROPINE

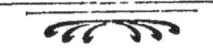

1910

S'ADRESSER A M. L'ABBÉ DUPUY A SALLES-ADOUR
PAR BERNAC-DEBAT. (H.-P.)

Prix : 1 franc.

AVANT-PROPOS

Depuis longtemps, je n'ai cessé de poursuivre, avec opiniâtreté, la résolution de ce grand problème : Guérir le cancer.

Toutes les théories et opinions des savants sur la nature du cancer et sur les diverses méthodes de traitement employées contre cette terrible maladie, je les ai lues attentivement, examinées, méditées et discutées, à mesure qu'elles m'étaient signalées par la littérature médicale.

Et, à ce travail consciencieux, j'ai ajouté patiemment mes observations et mes expériences de chaque jour, jusqu'à ce que je me suis trouvé riche d'une documentation assez considérable et d'un nouveau remède qui a été soumis à de nombreux essais concluants, avant la publication, en octobre 1907, de la brochure, « *le Cancer, son remède curatif,* » destinée à faire connaître mon invention.

Bientôt après cette publication, m'arrivèrent, de tous les points de la France, des lettres, pour me demander mon remède contre le cancer.

L'« Eutropine » fut ainsi employée, dans mille cas désespérés où la thérapeutique des docteurs était restée impuissante.

On lira les résultats plus loin, dans la seconde partie de cet écrit, qui n'est pas une simple réédition de la brochure de 1907.

Et le lecteur pourra constater que ces résultats sont bien ceux que j'avais annoncés.

Salles-Adour, 15 décembre 1909.

A. D.

Le Cancer

DESCRIPTION

(D'APRÈS HÉVIN ET LES GRANDS CHIRURGIENS DU XVIIIᵉ SIÈCLE)

Le cancer, à son début, est une petite tumeur de consistance dure et squirreuse, de forme arrondie, ayant quelques millimètres de diamètre, qui peut se former dans toutes les parties du corps et même à la peau, qui attaque, de préférence, les parties glanduleuses comme les mamelles, les parotides, les amygdales, les glandes de l'aine et de l'aisselle, mais qu'on voit aussi bien souvent aux paupières, aux yeux, au nez, aux lèvres, à la langue, à l'utérus, à l'anus et au rectum.

Cette tumeur quelquefois reste assez longtemps sans changement apparent ; et elle est indolente.

Mais un moment vient où l'accroissement se fait plus rapidement. La tumeur devient alors de forme irrégulière et montueuse, de couleur bleuâtre et livide, noirâtre ou plombée. Les veines qui l'environnent sont ordinairement tortueuses, gonflées, variqueuses. Le cancer devient douloureux. Succédant à une démangeaison, quelquefois insupportable au malade, la douleur correspond, à chaque instant, aux progrès du mal. Elle devient, de plus en plus, vive, cruelle, pongitive, lancinante. Et elle est continue. Cependant on a vu plus d'une fois des tumeurs malignes, même assez volumineuses, qui ne causaient pas une douleur extrême.

Le mal peu à peu ronge et détruit le tissu des glandes, les graisses et les téguments : une rougeur plus ou moins étendue se montre à la surface de la tumeur ; le malade ressent des élancements profonds ; le cancer va s'ouvrir. Un changement formidable se produit : la peau se gerse et s'entrouvre ; les fentes s'agrandissent, et une sanie virulente en découle dont l'évacuation paraît d'abord soulager le malade ; mais bientôt il en résulte un ulcère dont les progrès sont plus ou moins rapides.

L'ulcère cancéreux est d'un aspect horrible ; ses bords sont tuméfiés, durs et calleux, renversés et livides ou noirâtres ; les chairs sont molles, fongueuses, et saignent dès qu'on y touche. Il s'élève quelquefois, du fond de l'ulcère, des espèces de champignons spongieux, entassés en forme de rochers, qui se corrompent et se détachent, pour faire place à de nouvelles végétations semblables.

La sanie, qui en sort, est tantôt solide et gluante, de couleur plombée ou noirâtre, tantôt ténue et ichoreuse ou sanguinolente, mais toujours d'une odeur fétide, cadavéreuse.

L'acrimonie de cette matière cancéreuse est si active qu'elle détruit les parties voisines.

Quand le virus cancéreux est parvenu à ce degré de malignité, il n'est pas possible d'en arrêter les progrès : toutes les parties de la tumeur tombent en pourriture, les vaisseaux sanguins en sont rongés, et, à mesure que l'ulcère grandit, il survient des hémorragies fréquentes et insurmontables. Ces hémorragies sont très difficiles à arrêter, parce que tous les vaisseaux de l'intérieur de la tumeur sont devenus variqueux, que les fibres de ces vaisseaux, qui ont perdu leur action, ne sauraient se contracter, et que le sang, qui est le plus ordinairement en dissolution, est incapable de former un caillot.

Les douleurs que cause le cancer ulcéré sont si violentes, si continuelles et si insupportables que les malades attendent la mort avec impatience.

La fièvre lente, entretenue par la résorption de la matière virulente dans la masse des humeurs, est inséparable de cet état : elle éprouve des exacerbations fâcheuses ; elle jette les malades dans la bouffissure et le marasme, et leur cause des défaillances et des convulsions, par l'agacement des nerfs corrodés.

Les effets du virus cancéreux ne se bornent pas aux parties molles ; ils s'étendent parfois jusqu'aux os.

La putridité, inséparable du cancer ouvert, est encore accélérée en partie par l'accès de l'air.

On a constaté que les temps chauds et orageux exaspèrent toujours les souffrances des cancéreux.

Dans la dernière période de la maladie, la maigreur est extrême, la peau sèche et comme terreuse ; les traits de la face s'altèrent ; ils expriment à la fois la douleur physique et le désespoir.

LE PÉRIL CANCÉREUX

Tel était autrefois l'horrible mal, tel il est encore aujourd'hui, avec cette seule différence qu'on n'a jamais vu le nombre de ses victimes s'accroître selon une progression aussi alarmante qu'à notre époque.

En Normandie, les affections cancéreuses sont tellement en croissance que, d'après M. le docteur Guillot, elles causent deux fois plus de décès qu'il y a vingt-cinq ans. (Voir : Problème de l'accroissement du Cancer en Normandie, par le docteur Maurice Guillot.)

Déjà chaque année voit cinquante mille Français mourir du cancer.

Et, s'il y a encore, en France, quelques communes rurales où le cancer est inconnu, et qui semblent jouir d'une parfaite immunité, on pourrait en citer d'autres où les deux tiers des habitants périssent victimes de ce terrible mal.

Cependant les médecins et les chirurgiens poursuivent sans relâche leurs savantes recherches dans l'espoir de trouver le remède efficace : leurs laboratoires, leurs académies et leurs congrès sont devenus, pour ainsi dire, autant d'écoles de guerre contre le cancer.

Mais le mal cruel devient plus redoutable à mesure qu'on le combat plus énergiquement. Et il choisit, semble-t-il, de préférence, ses victimes, parmi les plus habiles chirurgiens et autour des savants spécialistes sur qui l'on comptait pour le combattre avec avantage.

Que sont devenus cette confiance et cet enthousiasme qui présidèrent à la fondation, en 1891, de la « *Ligue de Verneuil* » contre le cancer, ligue aussi éphémère qu'inutile ?

La « *Revue des maladies Cancéreuses* » parut en 1895 et disparut en 1901 sans avoir servi à rien.

En novembre 1906, une nouvelle ligue contre le cancer a été fondée, la « *Ligue Poirier.* »

Tout semblait promettre, à cette dernière entreprise, une longue vie et d'éclatants succès. Nul, en effet, ne paraissait alors mieux qualifié que Poirier pour vaincre le cancer. Mais hélas ! à peine au début de ce nouveau duel entre la science et le cancer, c'est Poirier qui a été tué (Mai 1907), deux mois après Mathias Duval, trois semaines avant Charrin.

La « *Ligue Poirier* » réorganisée est devenue l'« *Association Française pour l'étude du cancer,* » qui tint, le lundi 15 juin 1908, à la Faculté de Médecine de Paris, sa première séance publique sous la présidence de M. Bouchard.

Mais le cancer n'est pas encore vaincu.

———•✦•———

CAUSE DU CANCER

D'après une conception très ancienne, et qui, de nos jours encore, a ses partisans, le cancer devrait être considéré comme une maladie organique commençant par l'altération latente des propriétés vitales et finissant par la destruction complète du tissu des organes. C'est la *théorie de la dégénérescence et de la carie des tissus.*

Elle est contredite par l'évidence de ce fait constaté partout où il y a eu des cancéreux :

Le cancer est d'autant plus virulent, et sa marche d'autant plus rapide, que le sujet qui en est atteint, est en pleine possession de sa force et de sa vigueur.

Ce même fait détruit également toute l'argumentation de ceux qui essaient vainement de démontrer que le cancer est une *maladie constitutionnelle, une dyscrasie,* dont le néoplasme serait le résultat et non la cause. S'il en était comme ils croient, on ne verrait pas le cancer se montrer si souvent sous la forme chronique, dans la vieillesse, et mettre jusqu'à vingt ans à parcourir ses périodes, tandis que, maladie plutôt aiguë, dans l'âge adulte, et surtout dans la jeunesse, il se présente avec tous ses caractères d'activité et de destruction.

✦
✦ ✦

La *Théorie de la diathèse* ne méritera d'être examinée et discutée que le jour où la diathèse aura été définie avec précision. En quoi consiste la diathèse cancéreuse ? Nous attendrons qu'on nous le dise.

✦
✦ ✦

Le docteur Spude (de Friedland) explique l'origine du cancer en disant que « des groupes de cellules altérés biologiquement par une cause occasionnelle, attirent certains produits spécifiques intravasculaires, cause d'irritation et d'usure illimitée des tissus ». Cette hypothèse est gratuite et assez vague pour échapper à toute discussion.

***

La *théorie de l'origine fœtale* est ainsi exposée par M. G. Roger :
« Les néoplasmes seraient dûs à des enclavements pendant la période embryonnaire. Plus tard, la résistance des tissus voisins venant à diminuer, les cellules ectopiées se mettraient à proliférer et se développeraient d'une façon exubérante. »
« Plusieurs objections, dit-il, peuvent être faites à cette conception. Elle nécessite d'abord deux hypothèses : l'enclavement cellulaire, la faiblesse des tissus. »
J'ajoute qu'elle a tous les défauts des précédentes.

***

M. le professeur Debove résume ainsi la *théorie de l'anarchie cellulaire* :
« Tout notre organisme se compose d'une série de cellules ; ces cellules sont des organismes vivants ayant une existence individuelle et une existence collective. A ce dernier point de vue, ils sont soumis à une régulation commune, ils reçoivent les ordres d'une sorte de pouvoir central, qui, dans le cas particulier, ne peut être que le système nerveux, régulateur de la nutrition. Supposez, qu'à un moment donné, les cellules cessent d'obéir au pouvoir central, qu'elles soient anarchistes et se développent sans s'inquiéter de ce qu'il adviendra de l'organisme qui les porte et dont elles se nourrissent.
« Ces cellules pourraient être détruites par les cellules voisines, par les macrophages : mais supposez qu'elles aient la force de résister ou que, par débilitation de l'organisme, la police soit mal faite et la force des macrophages insuffisante, ces cellules se développeront comme de véritables parasites ; elles seront les cellules du cancer. »
M. Debove, lui-même, nous dit que cette « théorie n'est qu'une hypothèse destinée à relier les faits, et qu'il s'agit simplement, en pareilles circonstances, d'une façon de concevoir les choses, qui peut être plus ou moins ingénieuse, mais qu'il faut bien se garder de prendre pour la vérité. »

***

La *théorie karyogamique* suppose, comme la précédente, que la cause du cancer « n'est autre qu'une cellule normale des tissus devenue anarchiste, » selon l'expression de M. Hallion, directeur-adjoint du Laboratoire de Physiologie Pathologique au Collège de France. Mais, à cette hypothèse il en ajoute une autre, pour la compléter, celle de la « fécondation réciproque de deux cellules de même espèce au sein d'un tissu, » fécondation nécessaire pour expliquer la fougue de prolifération de la cellule cancéreuse.

M. Louis Dor, Chef de laboratoire à la Faculté de Lyon, croit, comme Schleid, J. Roux et Hallion, « que la fécondation d'une cellule par une autre est la cause de la prolifération des cellules néoplasiques. » « Mais la fécondation offre précisément ce caractère », dit-il, « que la pullulation des cellules cancéreuses est illimitée. » C'est pourquoi il prétend que la *théorie karyogamique* pure ne peut expliquer « que la genèse des néoplasies bénignes, et non celle des néoplasies malignes. »

« Il y a, dans le cancer, » poursuit-il, « un phénomène beaucoup plus curieux encore que la prolifération cellulaire : c'est la non-disparition des cellules.

« Il y a donc, dans le cancer, non seulement à envisager l'hyperproduction des cellules, mais encore et surtout la non-cytolyse des cellules.

« Je conclus que nous connaîtrons la cause du cancer quand nous saurons pourquoi les cellules ne se détruisent pas et qu'il est beaucoup moins important de savoir pourquoi elles se produisent. »

***

Les allemands Von Dungern et Werner, dans un livre récent analysé par M. Hallion (*Presse Médicale*, mercredi 26 juin 1907), exposent une nouvelle théorie de l'origine du cancer. Elle est entièrement basée sur les idées soutenues par C. W. (d'Edimbourg).

Cathcart prétend démontrer qu'il n'y a aucune limite tranchée entre les tumeurs bénignes, et les tumeurs malignes ; que les tumeurs malignes et bénignes sont essentiellement semblables, et qu'en ce qui concerne l'étiologie des tumeurs, aucune théorie n'est soutenable, si elle ne s'applique à la fois aux tumeurs bénignes et aux tumeurs malignes.

Von Dungern et Werner considèrent donc chaque cellule comme pourvue d'un *frein modérateur de la croissance*, c'est-à-dire, de parties ayant pour fonction d'arrêter ou de retarder la croissance de cette cellule. Une excitation quelconque, qui vient affaiblir ou détruire ce frein naturel, provoquera une prolifération anormale et désordonnée, cause de toutes les tumeurs. Et les tumeurs seront bénignes toutes les fois que les forces frénatrices n'auront été qu'affaiblies, mais toujours malignes, quand le frein intra-cellulaire aura été tout à fait détruit.

La conception de ces bons allemands serait très ingénieuse, si elle n'était absurde. Elle suppose qu'il n'y a que des tumeurs *homœomorphes*. Et dans leur hypothèse, en effet, la cellule-mère, quelque effrénée que soit la prolifération, aurait beau se multiplier, pour produire un néoplasme, elle ne pourrait engendrer que des cellules semblables entre elles, formant une *tumeur homœomorphe*. Or il y a aussi des *tumeurs hétéromorphes*, contenant des éléments étrangers. Ce sont les seules qui possèdent une tendance prononcée à repulluler sur place ou dans d'autres parties de l'organisme. Et les tumeurs malignes proprement dites sont *hétéromorphes*.

La théorie allemande du *frein modérateur* n'explique donc pas pourquoi et comment il y a des tumeurs malignes, des cancers.

**

M. Doyen suit une méthode plus scientifique. Avec lui, la question de la nature du cancer se pose sur le terrain des faits, des réalités.

Il affirme que le cancer est une maladie parasitaire et que le parasite est connu, qu'il peut le montrer.

Son microbe pathogène, son *micrococcus neoformans*, est un parasite intra-cellulaire ; il vit dans l'intérieur des cellules ; il se présente sous la forme d'un petit corps rond. Chaque cellule cancéreuse contient un certain nombre de ces petits corps globuleux. Quand les cellules viennent à proliférer, quand elles se multiplient par segmentation, les petits corps ronds se multiplient de leur côté, « et comme ils se trouvent disséminés dans toute l'étendue de la cellule-mère, on les retrouve, après division, dans chacune des cellules-filles.

« Le microbe, dit-il, devient ainsi le parasite de chaque
« cellule-fille et de toutes celles qui en dérivent. »

Les confrères de M. Doyen n'ont pas tous reconnu le rôle pathogénique du *micrococcus neoformans* ; plusieurs même, au sein de l'Académie de Médecine et des congrès de chirurgie, n'ont pas craint de nier son existence.

Cependant le cancer est d'origine parasitaire. Et j'ose dire que, s'il y a lieu de le démontrer, la preuve existe dans certains faits que des expériences personnelles m'ont révélés.

Mais que valent, aux pauvres cancéreux, ces discussions interminables sur l'origine de leurs souffrances ! Ce qu'il y a de plus urgent, c'est de chercher à les soulager, à les guérir.

LE CANCER EST-IL GUÉRISSABLE

Quelle que soit la nature du cancer, l'important serait de connaître le remède.

Mais n'est-il pas introuvable, ce remède que l'on cherche en vain, depuis au moins trois mille ans ?

Isaïe ne le connaissait pas, quand il fut appelé auprès du roi Ezéchias atteint de ce mal mortel (*Ægrotavit ad mortem*). Après examen du sujet, il ne peut qu'exprimer, au royal cancéreux, le pronostic fatal : *Morieris et non vives*. Mais voilà que le ciel aussitôt inspira au Prophète l'idée d'appliquer sur la tumeur ulcérée, un cataplasme de figues. Cette application fut faite (*cataplasmaverunt*). Et le troisième jour, le Roi, complètement guéri, se rendit au Temple pour y remercier le Seigneur.

La guérison est évidemment miraculeuse : la prière et les larmes d'Ezéchias opérèrent cette merveille.

Néanmoins les guérisseurs ont retenu et vulgarisé la recette divine, sans avoir tous, peut-être, dans l'efficacité naturelle du topique, une confiance absolue.

Toujours est-il que, dans les anciens recueils de « Secrets merveilleux » et de recettes diverses, « *le laict de figuier* » occupe une place honorable, entre la « *poudre de crapauds* » et « *la litarge d'Or* ».

A vrai dire, la thérapeutique du cancer, depuis le temps d'Isaïe jusqu'aux découvertes de Louis Pasteur, n'a pu réaliser aucun progrès important, basée qu'elle fut toujours sur la fausse *théorie de la dégénérescence*.

La cause et la nature de la maladie restant ignorées, l'*indicant* étant méconnu, l'*indication* ne pouvait être rationnelle. Elle est restée empirique. (1)

---

(1) « Ce ne sont pas les affections », dit Galien, « mais les causes qui indiquent le traitement. »

L'origine du cancer, selon l'ancienne théorie de la dégénérescence, serait celle-ci :

« Cette maladie succède tantôt à une inflammation aiguë ou chronique, et tantôt elle naît sur une tumeur indolente et plus ou moins ancienne appelée squirre.

« Lorsque le cancer se déclare, la sensibilité augmente et se réveille dans la partie, les douleurs deviennent lancinantes, le sommeil se trouble : tout annonce la dégénérescence cancéreuse, qu'il y ait ou non ulcération de la peau. » (Le Gouas. *Nouveaux Principes de Chirurgie*, 1822).

Il n'y a donc tumeur maligne, qu'à compter du moment où l'ulcération se produit ou du moins se prépare.

Le cancer n'est pas diagnostiqué plus tôt.

Le chirurgien espérant toujours voir l'inflammation disparaître, le squirre rester stationnaire et tout à fait indolent, a recours aux émollients et aux résolutifs. Et, quand le squirre commence à devenir douloureux, il ne désespère pas encore d'empêcher la dégénérescence et de combattre la douleur. Il associe alors les narcotiques aux émollients ; il établit des points de dérivation, 1° sur le canal digestif, en purgeant avec les mercuriaux : 2° sur la peau, par les bains, les frictions sèches, les exutoires. Il prescrit un régime doux et végétal.

Cependant il est attentif à ce qui se passe, constate les changements qu'éprouve la maladie ; mais il veut savoir et s'assurer qu'elle fait des progrès, avant de recourir à l'opération, lorsqu'elle est encore praticable. Souvent même il se contentera d'employer le feu, les caustiques et toutes sortes d'irritants dans le but de détruire le cancer.

Cela explique pourquoi les cas de guérison sont si rares.

Cela explique également pourquoi, dans le cours des siècles, tant de guérisseurs et d'empiriques, se rendant compte de l'insuffisance de la méthode classique, ont probablement soupçonné qu'elle reposait sur de faux principes, quant à l'origine et à la nature du cancer, et que l'ulcère rongeant pouvait n'être qu'un nid de parasites corrupteurs et destructeurs des tissus.

De là, je crois, cette multitude de caustiques, de narcotiques et de poisons dont on a usé contre le mystérieux et féroce ennemi : opium, belladone, jusquiame, datura, ciguë, euphorbe, aconit, laurier-cerise, acétate de cuivre, iode, arsenic, acide sulfurique, acide chlorhydrique, chélidoine, potasse caustique, nitrate d'argent, etc... tous remèdes restés à peu près inutiles en tant que curatifs.

C'est à ce point que Pourteau, de Lyon, a prétendu que

l'eau pure valait mieux, et que l'anglais William Lambe conseillait de donner aux cancéreux, pour toute nourriture et pour tout remède, de l'eau distillée.

La vérité est qu'autrefois, sauf l'emploi du feu et des caustiques, dont l'usage ne peut être permis que dans le cancer superficiel et peu étendu, l'opération, lorsqu'elle est praticable, était l'unique moyen de sauver le cancéreux. Mais on connaissait d'innombrables palliatifs, et on savait bien s'en servir.

**

Les praticiens d'aujourd'hui sont-ils mieux armés contre le mal ? Ont-ils de nouveaux moyens, plus puissants et plus efficaces pour le vaincre ?

Ils ont les rayons X, les étincelles de haute fréquence, les sérums, les ferments et les vaccins bactériens.

Au sujet de la radiothérapie, on a dit et répété que le traitement par les rayons X, est indiqué dans les cancers tout à fait superficiels, dans les cancers de la peau. Mais on a dit aussi et reconnu que ce traitement a ses dangers : il peut aggraver le mal, au lieu de le guérir, faire apparaître des ganglions ou augmenter ceux qui existaient, transformer l'ulcère épithéliomateux en ulcère de Rœntgen, précipiter la généralisation et amener, en quelques semaines, la mort des malades devenus cachectiques.

Le traitement par les rayons X reste limité aux seuls épithéliomas superficiels. Encore cite-t-on des cas où ils n'ont pu détruire l'intégrité du néoplasme. On a vu des cellules néoplasiques mises en liberté dans la profondeur, par les rayons X ; et ainsi s'explique la généralisation.

En octobre 1907, le XXe Congrès International de Chirurgie, réuni à Paris, a longuement discuté les diverses méthodes de traitement du cancer.

Et voici les déclarations les plus importantes des principaux congressistes :

M. Tuffier estime que la radiothérapie, qui donne de très bons résultats, comme toutes les médications, dans les petits néoplasmes superficiels épithéliaux de la peau, n'a qu'une action nulle ou douteuse sur les cancers des muqueuses, le cancer du sein et les cancers viscéraux.

De même, M. Thyéry considère les rayons X comme absolument inefficaces contre les cancers sous-cutanés, les cancers des muqueuses et les cancers viscéraux, et simplement applicables aux simples cancers superficiels de la face.

M. Morestin dit que les rayons X, inefficaces dans les

tumeurs profondes, ne donnent pas, sur la peau, de meilleurs résultats que l'instrument tranchant.

« Il n'y a donc pas lieu, » ajoute-t-il, « de réserver les bons cas à la radiothérapie et les mauvais à la chirurgie. »

M. Péraire est d'avis qu'il faut réserver le traitement radiothérapique aux ulcérations superficielles de la peau et reconnaître que, dans les régions profondes et, en particulier, dans les tumeurs, il donne tantôt une insignifiante amélioration, tantôt une fâcheuse aggravation, tantôt enfin un résultat absolument négatif.

M. Doyen apprécie en ces termes la radiothérapie des tumeurs malignes :

« Les rayons X ne guérissent pas le cancer, loin de là !
« Ils guérissent seulement de petits épithéliomas cutanés,
« qui ne sont pas du Cancer. Dans le cancer confirmé, ils
« ne donnent aucun résultat durable et *leur application est*
« *presque toujours suivie d'une généralisation rapide.* »

Après ces constatations, on a pu dire des rayons X :

« Avant-hier, ils guérissaient le cancer, hier, ils étaient
« impuissants à le combattre ; aujourd'hui, ils le provo-
« quent. »

Les sérums, les ferments et les vaccins ne furent guère mieux appréciés que les rayons X par ce Congrès International de 1907.

Pendant l'année 1908, les radiothérapeutes ont pu être moins enthousiastes, mais ils se sont montrés tout aussi confiants que jamais dans leur méthode qu'ils ont entrepris de réhabiliter par leurs incessants et louables efforts, sachant que l'électricité n'a pas dit son dernier mot.

Ainsi engagée, entre partisans et adversaires de l'électricité, cette lutte scientifique a captivé de plus en plus l'attention des médecins et des cancéreux.

Enfin un cri de victoire retentit : « On a trouvé le remè-
« de du cancer ! C'est *la fulguration !* » Aussitôt les discussions et les expériences se multiplient. Mais, tandis que les fervents et les partisans quand même des étincelles de haute fréquence publient les résultats les plus encourageants et des statistiques très-optimistes, les adversaires ne signalent que des insuccès nombreux et de graves accidents.

On est bien loin de s'entendre, et la fulguration est de plus en plus discutée.

Là en était la question lorsque s'ouvrit, à Bruxelles, le IIe Congrès de la Société Internationale de Chirurgie (21-25 septembre 1908).

Sous la présidence du professeur Czerny (de Heidelberg), ce congrès a été consacré surtout à l'étude de la Question du Cancer.

« *La Presse Médicale* » du 26 septembre 1908, résume ainsi le discours d'inauguration prononcé par l'illustre savant, si compétent en la matière :

« Il s'est longuement étendu sur les questions générales
» dans lesquelles se présente le problème du cancer, sur
» la direction dans laquelle doivent se poursuivre les re-
» cherches relativement à son étiologie, sur son caractère
» infectieux, contagieux, sur ses modes de propagation, sur
» son diagnostic, sur les mesures prophylactiques qu'on
» peut lui opposer, mais surtout sur les moyens thérapeu-
» tiques dont nous disposons actuellement pour lutter con-
» tre lui. »

« Après avoir passé successivement en revue les modes
» d'action et d'application des agents physiques et chimi-
» ques anciennement connus, il s'attache davantage à l'étu-
» de des agents plus récemment entrés dans l'arsenal thé-
» rapeutique : le radium, les rayons X, les étincelles de
» haute fréquence. On sait que le professeur Czerny s'est
» beaucoup occupé, dans ces derniers temps, du traitement
» du cancer par la *fulguration*, et il était intéressant de
» connaître son opinion sur ce mode de traitement. Or, si
» M. Czerny constate l'action énergique exercée par la ful-
» guration sur les *cancers superficiellement situés* ou du
» moins accessibles à son action directe, *on ne peut pas ci-
» ter jusqu'ici un cas de guérison vraie obtenue par cette mé-
» thode thérapeutique*. A la vérité, elle est encore trop ré-
» cente pour juger des résultats définitifs qu'elle peut don-
» ner, et il faut attendre encore quelques années pour être
» fixé sur sa valeur. Mais M. Czerny doute qu'elle résiste
» à l'épreuve du temps...

» Bref, conclut M. Czerny, de toutes les méthodes théra-
» peutiques actuellement préconisées contre le cancer,
» c'est encore *l'exerèse chirurgicale* qui nous offre le plus
» de chance de succès. Elle a donné des guérisons incon-
» testables, inespérées et définitives. Ce qu'il importe de
» répéter sans relâche, c'est que, pour être efficace, le trai-
» tement chirurgical doit être précoce. »

Cependant des chirurgiens et des savants, en assez grand nombre, vont jusqu'à contester les succès de l'opération et croient à l'incurabilité absolue du cancer.

S'adressant aux partisans et aux virtuoses du bistouri, ils ne craignent pas de leur dire : « Vous n'avez jamais guéri
« et vous ne guérirez jamais un cancer, parce que le can-

« cer est une maladie générale, non une maladie organi-
« que ou locale. Par l'ablation d'organes ou de parties d'or-
« ganes, vous n'avez pu guérir que des cancers qui n'é-
« taient pas des cancers. S'il y a des opérations couronnées
« de succès, cela tient à ce que l'on opère beaucoup de
« pseudo-cancers, des tumeurs qui auraient pu devenir des
« cancers, mais qui n'étaient pas encore des cancers. »

Cette opinion pessimiste fut celle de tous les médecins de l'antiquité, qui croient que le cancer est un mal sans remède (languor insanabilis), la pire des maladies, (infirmitas pessima), mais non la mienne.

J'écrivais, en 1907 : « *Dans l'état actuel de la thérapeu-*
« *tique cancéreuse, c'est encore l'exérèse sanglante qui con-*
« *serve la plupart des indications.* »

« Mais elle n'aboutit à la guérison qu'autant que l'opé-
« ration est précoce, et l'extirpation de la tumeur, complète. (Le cancer, son remède curatif, p. 17).

Et je ne me trompais pas en formulant ainsi l'opinion des meilleurs chirurgiens, puisque, un an plus tard, le 21 septembre 1908, le Président du Congrès de Bruxelles devait la résumer dans les mêmes termes et la motiver avec tant de science et d'autorité devant la Société Internationale de Chirurgie.

Non, le cancer n'est donc pas un mal inguérissable : toutes les méthodes thérapeutiques ont donné quelques bons résultats, surtout l'exérèse chirurgicale. Et l'on est en droit d'espérer qu'on finira par en trouver une beaucoup meilleure que toutes celles que nous possédons.

En attendant, j'ose proposer la mienne. Et l'on verra, par le témoignage des malades et des médecins qui la connaissent, par ses résultats, qu'elle est plus efficace que toutes les autres réunies.

L'EUTROPINE

Mon remède est indiqué dans tous les cas de cancers extérieurs qu'il guérira, sans le secours d'aucun autre moyen thérapeutique.

Il est indiqué encore dans tous les cancers situés dans les cavités naturelles facilement accessibles, comme l'utérus et le rectum.

Son action consiste d'abord à mortifier le néoplasme, et ensuite, à désorganiser et à vider la tumeur.

Cette action, on peut la rendre, à volonté, vive, violente, brutale, lorsque le temps presse et que la tumeur n'est pas mal située, ou, au contraire, douce, lente, insensible, dans le voisinage des organes trop délicats.

Dès le premier jour du traitement, la douleur s'apaise, la mauvaise odeur disparait ; il n'y a plus de véritable suppuration cancéreuse : le mal est enrayé.

A ce moment aussi cesse tout danger de transmission par contact.

Le malade se sent revivre ; il se remet à espérer.

Appliqué par un médecin, mon spécifique est sans danger ni inconvénient.

Il ne peut, en aucun cas, provoquer la moindre aggravation du mal.

Si énergique contre les néoplasmes malins, il ne peut altérer aucun tissu normal.

Cela fait qu'il serait très utile, même s'il ne guérissait pas.

De plus, il favorise la réparation au lieu de la retarder. Il s'emploie, en bains, en compresses, en injections, etc.

Quand la tumeur est ulcérée, même depuis longtemps inopérable, il n'agit que plus vite et plus sûrement.

On voit alors la tumeur primitive et toutes les tumeurs secondaires, s'il y en a, décroître peu à peu jusqu'à la complète destruction du néoplasme.

Et dès que, sur un point quelconque, le tissu cancéreux a complètement disparu, les chairs bourgeonnent et la réparation se fait, à l'abri du *pus louable* qui a remplacé le pus cancéreux. Et cela continue jusqu'à la guérison.

Ce sont là des observations très intéressantes, quand on peut les faire, comme j'en ai eu plusieurs fois l'occasion, sur un cancer du sein ou, pour mieux dire, sur un ulcère caverneux du sein formant un vide de plusieurs centaines de centimètres cubes.

— Mais alors, me direz-vous, votre remède guérit tous les cancers ?

Non. Il y a des cancers inguérissables, auxquels il serait insensé de chercher un remède curatif. Ce sont d'abord tous les cancers accompagnés de cachexie réelle et complète.

Dans tous ces cas, mon remède, il est vrai, peut encore détruire le cancer ; mais aucune réparation ne se fera. La réparation est devenue absolument impossible du moment où le sang s'est trouvé si pauvre et si impur qu'il ne peut plus fournir les matériaux nécessaires.

À cet égard, je puis citer une expérience remarquable et tout à fait concluante.

Cancéreux cachectique

Trois ans après avoir été opéré d'un cancer de la langue, un homme de 56 ans était porteur d'une énorme tumeur cancéreuse s'étendant sur toute la longueur du maxillaire inférieur, côté droit, depuis l'éminence mentonnière, jusqu'à l'apophyse coronoïde, avec des tumeurs secondaires au-delà. Cette tumeur dont le tissu néoplasique s'était substitué aux ganglions parotidiens, mastoïdiens et sous-maxillaires, était entourée de tumeurs secondaires dont quelques unes volumineuses. L'ulcération était vaste et profonde. L'os maxillaire même était en partie détruit. Et tout le côté droit du cou, si horriblement désorganisé, que les médecins ne s'expliquaient pas comment le malade pouvait survivre. Celui-ci avait l'impression parfois que du pus cancéreux pénétrait dans la bouche. Pour se nourrir, il avalait difficilement un peu de lait et de bouillon, et, avec beaucoup d'efforts, de la purée de légumes. Cependant le mal continuait son œuvre. L'odeur cancéreuse devenait plus repoussante, la douleur plus intolérable, la suppuration plus abondante et les hémorragies chaque jour plus fréquentes et plus dangereuses.

Un jour, après une de ces hémorragies encore plus grave que les précédentes, les médecins accourus crurent que le drame touchait à son dénouement. Ils dirent aux parents du malheureux patient : « Il est de notre devoir de vous prévenir que le malade peut s'en aller d'un moment à l'autre, sinon par hémorragie, au moins par phlébite ; car il est vraiment surprenant que l'infection cancéreuse n'ait pas encore atteint un seul des principaux vaisseaux sanguins, les seuls qui restent. Ayez donc toujours sous la main, une provision d'eau oxygénée, pour arrêter les pertes de sang. C'est tout ce que vous pouvez faire. Et ce ne sera pas long. »

Le malade affaibli, cachectique, exsangue et cruellement torturé par le mal rongeur, devait attendre, immobile sur son lit de douleur, que la mort vînt mettre fin à ses souffrances.

C'est dans ces circonstances que sa fille désespérée apprit, d'une parente, que je possédais contre le cancer, un spécifique qui faisait merveille. Elle vint me trouver et me pria de lui livrer le précieux remède. Aux renseignements qu'elle me donna, je ne pouvais concevoir la moindre espérance. Par pitié, je lui remis cependant un litre du liquide demandé. Et le soir même on s'en servait pour faire des lavages et appliquer des compresses.

Comme par miracle, les hémorragies cessèrent. Plus de douleur, plus d'odeur cancéreuse. Quand on revint me trouver, j'eus de la peine à croire à un résultat si extraordinaire. Je livrai encore six litres de liquide, avec recommandation pressante de renouveler fréquemment les compresses, en attendant qu'il me fût possible de me rendre auprès du malade. Les compresses furent en effet renouvelées de sept à dix fois par vingt-quatre heures, la nuit comme le jour. Cela permit au malade de reprendre des forces.

Quand je le vis, j'eus aussitôt la conviction que tout danger immédiat avait disparu : je lui permis de se lever.

Quelque temps après, il promenait en ville, allait rendre visite à ses amis, et quelquefois même parcourait une distance de plusieurs kilomètres pour aller respirer l'air des champs. Il se crut sauvé et se mit à faire des projets pour le jour où il serait complètement guéri.

Il ne devait pas guérir.

Les tumeurs peu à peu furent mortifiées, désorganisées, vidées, éliminées ; mais toujours l'ulcère resta béant : le sang, toujours aussi pauvre, ne put fournir les matériaux pour la réparation.

Cet homme mourut huit mois après, anémié et cachectique.

Il y a aussi des cancers à marche très rapide qui ne pourront jamais probablement être guéris, quand ils seront en voie de généralisation. Dans ce cas, je le crains, le mal bien souvent aura plus vite fait de tuer le malade, que le remède, de détruire le mal.

Procès de l'« Eutropine »

En annonçant, au public, la découverte d'un remède contre le cancer, en octobre 1907, j'espérais pouvoir donner satisfaction à tous les malades qui voudraient en user, en fondant une clinique où ils seraient admis pendant tout le temps nécessaire pour se guérir ou du moins pour apprendre à se bien soigner chez eux sous la direction de leurs médecins respectifs.

L'entreprise me paraissait très pratique et d'autant plus facile à réaliser que des docteurs et des pharmaciens de valeur m'offraient leur concours.

Mais, bientôt, je recevais, de tous les points de la France, des lettres de malades impatients de se traiter selon ma méthode. Il devenait impossible de les recevoir tous dans une clinique, et leur nombre toujours augmentait rapidement.

Renonçant alors à ce projet de clinique, je fis adresser, aux malades, par colis postaux, des flacons d'Eutropine, en leur indiquant, pour chaque cas, la meilleure manière de l'employer.

Cette nouvelle combinaison fut fort appréciée.

Ainsi, tandis que des centaines de personnes se soignaient chez elles avec succès, je recevais, à chaque instant, de nouvelles demandes, et peu à peu, le nombre moyen des lettres reçues par jour atteignait cinquante.

Et ces lettres venaient de Paris, de Versailles, de Fontainebleau, de Lille, de Toulon, de Bordeaux, d'Angers, de Roubaix, de Pau, d'Agen, de Toulouse, de Dijon, de Rouen, de Clermont-Ferrand, de Cherbourg,... etc. et même de Suisse, d'Italie, d'Allemagne, de Belgique, d'Angleterre, de Suède, de Norvège, du Canada, d'Espagne, des Indes... etc.

Mais, le 28 février, à trois heures du soir, le Parquet de Tarbes au grand complet envahit mon domicile. « Une fem-
« me soignée par le curé de Salles-Adour venait de mourir
« au milieu des plus atroces souffrances » !

Qui avait porté, contre moi, cette grave accusation ? Un médecin ? Nullement. La famille de la victime ? Pas davantage. Un journal anticlérical avait publié cette nouvelle.

Ma correspondance (plusieurs milliers de lettres et de télégrammes) fut immédiatement saisie, chez moi et à la poste,

L'instruction criminelle, ainsi brutalement ouverte contre moi, se prolongea durant de longs mois. Tous les Parquets de France, mis en mouvement, recherchèrent, mais en vain, et « la femme qui venait de mourir au milieu des plus « atroces souffrances » et un accident quelconque occasionné par l'emploi de mon « Eutropine ».

Force fut donc au Ministère public, faute de mieux, de se rabattre, à mon endroit, sur un simple délit contraventionnel consistant en ce que, sans diplôme de médecin, j'avais donné des soins et des remèdes à des cancéreux.

De ce chef, la Cour d'appel de Pau, qui vida ce long procès, par son arrêt du 23 janvier 1909, me condamna à 500 francs d'amende, mais avec bénéfice de la loi de sursis, et ce, « attendu, est-il dit dans l'arrêt, qu'il y a lieu de tenir « compte de la parfaite honorabilité de l'abbé Dupuy et de « considérer qu'il a agi dans un but d'humanité et sans es- « prit de lucre. »

C'est encore dans un but d'humanité que j'ai réédité, en la complétant, ma brochure de 1907.

Par les extraits de lettres qui y sont relatés, lettres de malades, de gardes-malades et de médecins saisies par le Parquet et versées au procès, le lecteur pourra constater quels ont été les résultats obtenus dès les premiers essais de mon traitement anticancéreux. Mais, les pauvres malades, seuls, peuvent se faire une idée exacte des bienfaits dont ils lui sont redevables.

COUR D'APPEL DE PAU

(Audience du 16 janvier 1909)

EXTRAITS DE LETTRES

de malades, de gardes-malades et de médecins insérés dans les conclusions de première instance pour établir les résultats obtenus dès les premiers essais de traitement du cancer par l' "Eutropine".

1. — St-L... — « 26 août 1907. — Ma sœur est affligée, depuis des années, à la pommette de la joue droite, d'une tumeur que le docteur P... appelle ostéo-sarcome.

« Aujourd'hui cette tumeur forme une énorme et purulente plaie, qui, à deux reprises, a produit une hémorragie. Elle s'affaiblit insensiblement, et, à moins d'un miracle, je m'attends à un dénoûment plus ou moins éloigné. »

« 7 septembre 1907. — ... Dès le premier jour, la plaie devint blanche ; la mauvaise odeur a disparu ; plus de nouvelles hémorragies... Les boutons qui s'étaient formés sur la peau, en avant et en dehors de la plaie, et qui indiquaient la marche envahissante du mal, ont disparu. L'état général de la malade s'est amélioré notablement. Depuis plusieurs jours, elle passe plusieurs heures par jour au jardin pour se distraire. S. »

2. — S... — « 26 novembre 1908. — J'ai ici, dans le village, une pauvre femme qui souffre beaucoup d'un cancer au sein... Elle a 69 ans... Depuis quinze ans, elle avait une grosseur à l'aine, comme une grosse glande... depuis 14 mois, elle s'est mise à souffrir du sein gauche. A la fin de juillet, son mal s'est ouvert, elle a eu plusieurs petites hémorragies ; tout le sein est pris et est à vif. La pauvre malade souffre beaucoup plus depuis plusieurs jours. »

« 7 décembre 1907. — « La Mère S. continue à aller de mieux en mieux ; elle avait sous le bras gauche (côté malade) de grosses glandes dures : elles deviennent molles.

« Elle recommence à manger et à pouvoir quitter sa chambre...

« Je voudrais la mettre en état de faire le voyage de Bagnères, avant de quitter l'Anjou (vers le 15 janvier) ».

« 11 décembre 1907. — ... Le mal n'est plus rouge et noir ; les trous sont bouchés et le mal plutôt blanc, comme quand on a un mal qui va guérir... Le médecin d'ici, qui est parfait, est enchanté de votre traitement ; il la trouve beaucoup mieux.. c'est inouï, en 8 jours, comme le mal a changé d'aspect ! *Com. de Gr...* »

3. — O. ... — « 21 décembre 1907. — Le médecin a vu de suite la gravité du mal : il a arrêté l'hémorragie et a prescrit la pommade de Reclus..., plus tard, il a voulu essayer de lui faire des piqûres d'un serum, qui a été sans succès. Je dois vous dire que, pour la plaie, on lui fait chaque jour des injections avec un peu de permanganate dans l'eau bouillie. Hélas ! sept ou huit hémorragies se sont produites depuis lors, épuisant la pauvre malade. Actuellement, elle est fatiguée par les souffrances et le manque de nourriture qu'elle ne peut plus prendre autant que cela serait nécessaire ».

« 30 janvier 1908. — Nous ne l'avons pas suivi (le traitement) aussi exactement que nous l'aurions voulu, à cause des circonstances et des personnes... Depuis quatre semaines, les hémorragies ont cessé.... elles ne se produisent plus, comme avant... Enfin, oh ! Dieu en soit béni ! l'appétit est meilleur. Notre chère malade a moins de dégoût et mange mieux.... Le sein est bien diminué de grosseur et il y a moins de feu... Les nuits sont bonnes, ainsi que le sommeil, ce qui lui donne un repos réparateur. »

« 28 février 1908. — ... Notre malade est toujours à peu près dans la même situation ; toutefois, depuis le traitement, les hémorragies ont cessé, la malade a moins de dégoût et peut mieux prendre la nourriture, les souffrances se produisent toujours, mais moins fréquentes et moins aiguës ».

« 6 mars 1908. — Notre chère malade se trouve très bien de votre traitement. Les hémorragies ont cessé depuis le 31 décembre, que nous avons commencé. Elle avait des vomissements qui ont cessé également. Elle avait des dégoûts pour pouvoir s'alimenter qui ont cessé aussi : elle mange mieux et des aliments plus substanciels ; enfin, et c'est l'essentiel, ses grandes souffrances ont diminué de durée et d'intensité ; elle se sent plus forte.

« Vous ne sauriez croire l'appréhension que nous avons de ne plus posséder votre remède, et comment nous allons faire ; car, ne pouvant plus renouveler les compresses aussi souvent, la gaze se trouve fortement collée sur la plaie, et notre chère malade souffre beaucoup plus lors du pansement, et nous allons être forcés de faire subir un intervalle que nous déplorons, alors que nous avons tout fait pour l'éviter. S. »

4. — G. — « 13 décembre 1907. — Age 49 ans. Date de l'apparition de la tumeur, environ 3 ans. Son siège : œil gauche...

« Traitements déjà suivis :

« Electricité pendant un mois. Première opération : ablation de l'œil gauche. Deuxième opération, il y a un an, pour enlever au fond de la cavité, des excroissances qui s'y formaient. Troisième opération, il y a six mois, pour la même cause et dans le même but. Quatrième opération, il y a trois semaines, pour enlever une excroissance sur la paupière. Depuis ce temps, violentes douleurs de tête, sommeil très rare, très agité, alimentation restreinte et difficile.

« En résumé, il s'agit d'une tumeur de l'œil, récidivée, malgré l'ablation de cet organe et, très probablement, évoluant vers le cerveau. »

« 25 janvier 1908. — Il s'agit, je vous le rappelle, d'un cancer de l'œil. L'organe ayant été enlevé, il y a trois ans, le mal a gagné le cerveau.

« Depuis les injections du remède dans la cavité oculaire, plusieurs fois par jour, il y a amélioration. La malade dort un peu, mange avec meilleur appétit et suffisamment. Elle, qui gardait presque continuellement le lit, se lève maintenant chaque jour et reste debout presque toute la soirée, allant et venant, sortant même, quand il ne fait pas trop froid.

« Je commence à reprendre un peu d'espoir. Mais, étant donné que le mal est dans le cerveau, croyez-vous... ? *Abbé P... »*

5. — V... — « 14 janvier 1908. — Votre envoi n'était pas encore arrivé à Varennes, le 11 janvier, mais j'avais fait venir, de V..., l'une de mes bouteilles, et je puis vous dire que la pauvre femme qui avait des abcès au sein, s'en est trouvée très bien et qu'elle est guérie. » T. M.

6. — M... — « 30 janvier 1908. — J'ai le grand plaisir de vous annoncer que votre remède fait merveilles.

« L'ulcère se cicatrise rapidement et nous espérons vous annoncer bientôt une guérison complète. » I.

7. — A... — « 14 février 1908. — Depuis quelques jours que nous faisons usage de votre *Eutropine*, nous la trouvons beaucoup mieux. » D...

8. — M-de-B... — « 26 février 1908. — Le malade qui a reçu son colis est beaucoup mieux ; s'il continue à faire mieux vous pourrez le mettre sur le nombre des guéris...

« A mon frère la plaie va mieux aussi. »

« 23 mars 1908. — Pour les malades, il y en a un qui va beaucoup mieux, mais les deux autres sont à peu près le même chose. Mais, grâce à ce remède, la santé de mon frère va beaucoup mieux. A... »

9. — F... — « 26 février 1908. — La malade va mieux, a plus d'appétit. »

« 14 mars 1908. — La malade va beaucoup mieux, la morphine est considérablement diminuée, elle dort et mange beaucoup mieux, les forces lui reviennent. »

10. — G... — « 29 février 1908. — Voilà huit jours que la malade a commencé votre remède. Elle s'en trouve très bien ; elle trouve que cela la soulage beaucoup. B... »

« 2 avril 1908. — La malade va mieux, elle ne souffre pas autant ».

« 5 juin. — Vous rendrez un grand service si vous pouvez envoyer encore le remède. La personne qui s'en sert va beaucoup mieux. B... »

11. — M... — « 2 mars 1908 — Je m'adresse à toi pour un grand service. Voilà de quoi il s'agit : ma belle-mère, âgée de 85 ans, souffre depuis un an d'un cancer au sein gauche. Il y a environ quatre mois, qu'elle se servait d'un remède préparé par l'abbé Dupuy, curé de Salles-Adour, et depuis ce temps, elle ne souffrait que d'une façon relative... Qu'elle n'a pas été ma surprise, lorsque le mandat en question a été retourné par les soins de M. le Procureur de la République !... C'est pourquoi je m'adresse à toi pour rechercher par tous les moyens possibles, s'il ne serait pas possible de se procurer quelques bouteilles du spécifique. B... »

12. — S... — « 8 mars 1908. — Les 3 bouteilles que vous m'avez envoyées donnent un peu de mieux ; les crises sont moins fortes. B... »

13. — S... — « 9 mars 1908. — Nous nous en trouvons très bien ».

14. — S.-H.. — « 9 mars 1908. — Nous connaissons un peu de mieux. M... »

15. — F... — « 10 mars 1908. — Il y a moins d'odeur et les douleurs semblent moins vives. Espérons que nous arriverons à un bon résultat. »

« 9 avril 1908. — Ma malade pour qui je vous demande les remèdes se trouve mieux, les médicaments atténuent les souffrances, et surtout empêchent la mauvaise odeur. H... »

16. — N.-d'O... — « 10 mars 1908. — Le mal allait beaucoup mieux ; jugez donc, Monsieur, de notre anxiété ! Avoir espoir de guérison et ne pouvoir avoir le remède ! L... »

« 27 mars 1908. — La pauvre malade ayant été privée du traitement qui paraissait lui réussir, jugez de l'anxiété de son entourage. »

17. — C... — « 11 mars 1908 —... et pendant ce temps, la malade, qui s'est bien trouvée du premier colis, attend toujours. C... »

18. — S... — « 12 mars 1908. — Les remèdes que vous avez bien voulu m'envoyer ayant apporté quelque soulagement, je vous prie de vouloir bien m'en envoyer trois nouveaux flacons. G... »

19. — V... — « 12 mars 1908. — Nous n'avons plus du précieux liquide. Une si longue attente est le désespoir chez elle... La malade attend désespérément. B... »

20. — L... — « 13 mars 1908. — Je trouve un peu de diminution ; mais je souffre à l'extérieur, car c'est au vif. M... »

21. — O... — « 13 mars 1908. — Je suis très souffrante et votre remède me soulage beaucoup. D... »

22. — J... — « 6 mars 1908. — Il se produit une légère amélioration dans l'état de la malade. »

« 13 mars 1908. — Le traitement donne d'excellents résultats... »

« 25 mars 1908. — Je compte sur vous pour communiquer la bonne nouvelle. Ma mère, atteinte d'un cancer du rectum, a mis en pratique votre traitement, suivant les indications données dans votre lettre du 18 février : compresses à l'anus, injections dans la matrice : et elle en éprouve beaucoup de soulagement.

« Au bout de 4 jours, l'amélioration, qui va s'accentuant, était déjà très sensible.

« La malade qui gardait le lit depuis plusieurs mois, se lève matin et soir, une heure chaque fois.

« Elle dort mieux, souffre beaucoup moins et ne ressent plus ces grands élancements qui la transperçaient jusque sous le bras.

« Vous voyez, Monsieur le docteur, que l'amélioration obtenue en quelques semaines est bien grande. Nous ne regrettons pas d'avoir suivi vos conseils.

« 22 avril 1908. — La fabrication de l'*Eutropine* est suspendue ! Quel malheur ! C'est le seul et unique remède qui soulage ma pauvre mère, atteinte d'un cancer du rectum, et qui, sans lui, était dans un état des plus déplorables. — *B. — P.* »

« 26 avril 1908. — Je vous prie de m'envoyer 6 bouteilles d'*Eutropine* dont j'ai obtenu des résultats absolument remarquables, dans un cancer du rectum. *Dr. Rig.* »

23. — V... — « 5 mars 1908. — Etant très content de votre *Eutropine*, je vous prie de m'en expédier 6 autres bouteilles. A.-R... »

24. — V... — « 15 mars 1908. — ... Je lui ai envoyé un mandat-poste de 12 francs pour recevoir 6 bouteilles d'*Eutropine*, dont je suis très contente. R... »

25. — P... — « 17 mars 1908. — L'état de la malade s'est amélioré, la première semaine. »

« 24 avril 1908. — Votre circulaire, que je reçois, me cause un profond chagrin. Mad. F., notre malade, m'écrivait qu'elle était soulagée, depuis qu'elle suivait votre traitement. Je suis allé la voir : le résultat est superbe : plus de souffrances, donc très bon moral ; dégonflement du bras, d'un tiers ; moins de lourdeur ; état général bon, pouvant travailler aux soins du ménage. J'étais sur le point de vous donner tous ces détails, au reçu de la triste nouvelle.

« Je vous en prie, Monsieur le Curé, faites tout, même l'impossible, mais expédiez, à ma pauvre malade, 6 bouteilles. Je ne puis pas lui annoncer qu'elle n'aura plus son pansement...

« Que ne ferait-on pas pour soulager ceux qui souffrent, quand on suit la progression d'un mal aussi terrible !

« Confiance, Monsieur le Curé : on ne peut pas vous empêcher de soulager l'humanité. L... »

26. — C... — « 14 mars 1908. — ... Nous étions déjà très contentes des résultats obtenus et nous espérions avoir très prochainement une amélioration sensible... »

« 18 mars 1908. — Le traitement fait déjà très bien. »

« 1ᵉʳ avril 1908. — Je suis très contente du traitement et j'espère que nous arriverons à la complète guérison. D... »

27. — St. F... — « 26 février 1908. — Il y a quelques jours, vous avez envoyé à une personne de notre paroisse, votre remède contre le cancer, et déjà, elle éprouve un si grand soulagement que je viens vous soumettre un autre cas. »

« 6 mars 1908. — Je suis étonné de n'avoir pas de réponse... Une femme de notre paroisse est atteinte d'un cancer du rectum et la maladie est si avancée que l'intestin étant venu à se perforer on a dû faire une opération et mettre un anus artificiel à côté. Le cas est considéré comme désespéré par le médecin. Mais n'y aurait-il pas moyen au moins de calmer les crises très fréquentes et très douloureuses qui se produisent ? Je m'adresse à vous parce que l'autre personne de notre paroisse qui fait vos remèdes éprouve un très grand soulagement. *L...* »

28. — D... — « 25 février 1908. — La malade a déjà éprouvé un réel soulagement, elle n'a pas eu de crise depuis hier matin, mais beaucoup de vomissements. Je ne lui fais plus de piqûres de morphine, elle s'en trouve mieux, puisque cette drogue empoisonne.

« 9 mars 1908. — Voici deux semaines que la malade suit votre traitement : elle a éprouvé du soulagement, surtout la première semaine. Depuis 6 jours, elle perd du sang mêlé de pus... Dans la nuit de samedi à dimanche et dimanche jusqu'à lundi, elle n'a pas cessé de se tordre ; comme les douleurs ne se faisaient pas sentir au moment des injections, l'idée m'est venue de lui mettre des tampons d'ouate imbibés d'*Eutropine*. Je les change souvent, et, lorsque je les retire, ils sont pleins de sang et de pus. Depuis qu'elle a ces tampons, elle se trouve mieux.....

« 21 avril 1908. — La malade était allée à Caen ; elle a vu deux spécialistes ; un autre est venu la voir chez elle, ainsi que deux médecins, et ces cinq docteurs ont tous dit la même chose ; cancer incurable, aucune opération à faire. La malade n'est pas ma parente.

« Je puis dire qu'aucun remède qu'elle a fait jusqu'à présent ne l'avait soulagée comme l'*Eutropine*....

« Elle se trouve très bien de son traitement. *B...*

29. — St.-C... — « 7 mars 1908. — J'ai l'honneur de vous confirmer ma lettre du 2 courant... La négligence du pharmacien est bien grande ; il est d'autant plus blâmable, sachant mieux que qui que ce soit qu'on ne doit pas faire d'interruption . Or voilà deux fois qu'il me met dans ce cas. De sorte que tout ce que j'aurai fait jusqu'à ce jour pour avoir du soulagement pour ma pauvre femme sera inutile... dépenses d'argent..., etc.,.. seront perdus ; il est vraiment peu humanitaire, ce Monsieur ? Avec le regret de vous signaler ces faits : ..... »

« 10 mars 1908. — Ce retard nous donne une interruption, aussi les souffrances ne se calment pas... met toute une famille dans la désolation et l'inquiétude, eux qui avaient ainsi que la malade tant de confiance dans votre remède ! et puis la malade se désespère... »

« 3 mai 1908. — Il est vraiment déplorable que vous, qui avez rendu tant de services à l'humanité et qui pouvez en rendre à l'avenir, quand des médecins n'ont pu réussir jusqu'à ce jour à guérir, même à soulager dans de pareils cas les pauvres personnes atteintes de cette triste maladie, l'on vous poursuive, arrête vos bienfaits qui ne sont que dévouement ; car vous dépensez et ne recevez pas. Pour mon compte, je suis bien désolé. Tous les médecins qui ont soigné ma pauvre femme ont été unanimes à dire qu'il n'y avait rien à faire. Ce qui me navre le plus, c'est qu'au moment où le mieux se faisait sentir, on ne peut continuer et que je vais avoir la douleur de la perdre... C'est bien inhumain tout cela. H. »

80. — Le C... — « 15 mars 1908. — Réclame l'envoi de l'excellent remède contre le cancer, déjà demandé. Je vous serai bien reconnaissant de vouloir l'expédier le plus tôt possible. La malade crie vers ce liquide qui l'a déjà soulagée dans ses souffrances.

« 20 mars 1908. — « Je suis bien surpris ...... La malade qui s'est bien trouvée du premier envoi, désire tant recevoir 3 autres bouteilles, qu'il lui semble qu'on veut la laisser mourir sans adoucir ses souffrances. S... »

81. — St.-P... — 22 mars 1909. — Réclame réponse... « Si vous saviez combien vous avez fait souffrir et causé de déceptions... ! Le pauvre malade qui allait mieux, qui espérait guérison... est depuis trois semaines sans remèdes...... et depuis trois semaines aux prises avec un mal qui ne pardonne pas et qui depuis trois semaines a fait d'effrayants progrès. Comment, Monsieur le curé, avez-vous agi ainsi et pourquoi l'avez-vous fait?

Si vous saviez l'attente anxieuse du malade, celle de Mad. de V., la mienne, et dans quelle situation morale vous avez surtout mis les deux premiers.

« Envoyez-les par la voie la plus rapide; ils soulageront au moins s'ils ne peuvent plus guérir.

« 27 mars 1908. — «...Elle me prie, d'abord, à cause de notre cher malade, M. D. dont l'état, qui était meilleur, est actuellement désespéré, puis pour M. Dupuy lui-même ; car je crains d'avoir été cause d'ennuis pour sa personne... Le V... »

82. C... — « 20 mars 1908. — « Vos premières bouteilles ont un peu soulagé mon malade. P... »

33. M... — « 12 mars 1908. — « J'ai l'honneur de vous faire connaître que l'*Eutropine* que vous m'avez envoyée a produit le meilleur effet sur la tumeur cancéreuse dont je suis atteint depuis près de 15 années, à la base de l'œil gauche. *F. C...* »

34. M... — 22 mars 1908. — « Je lui donne en même temps quelques détails sur les effets produits par un premier essai de son traitement... Depuis, je n'ai rien reçu et je regrette fort, car j'ai dû suspendre le traitement si heureusement commencé. *F. S...* »

35. La B... — « 22 mars 1908. — « Votre remède avait semblé réussir près de notre chère malade ; mais depuis 8 jours qu'elle n'en a plus, elle souffre davantage... Nous attendons donc... et l'envoi du précieux remède.

« 22 avril 1908. — «... Notre pauvre malade l'attend avec une grande impatience ; car ce remède lui apporte beaucoup de soulagement, et depuis qu'il est terminé, elle souffre davantage et ne fait que pleurer. *G. V...* »

36 — **G...** — « 30 mars 1908. — Daignez, cher Monsieur, nous envoyer un colis de 3 bouteilles, au plus vite : nous trouvons un peu de soulagement dans vos bons remèdes. *B...* »

37. — **L...** — « 6 avril 1908. — Au sujet du remède anti-cancéreux de l'abbé Dupuy, et dont je m'en trouve très bien (sic), depuis que j'ai eu le bonheur d'en faire usage, mes souffrances étaient bien diminuées et je sentais toujours que j'allais de mieux en mieux. *S...* »

38. — **T...** — « 28 février 1908. — ... Le sommeil et l'appétit qu'elle avait perdus semblent vouloir revenir.

» L'odeur, les pertes jaunes et épaisses, les hémorragies ont disparu, pour faire place à un écoulement aqueux et abondant... Vous m'aviez annoncé ce bouleversement...

» Son teint, que la maladie avait rendu jaune-paille, reprend peu à peu la couleur de chair. *P. de B...* »

39. — **C...** — « 26 février 1908. — ... L'ulcère et les parties environnantes semblent progresser en bien, mais assez lentement. *M. A...* »

40. — **R...** — « 5 mars 1908. — Notre malade semble ressentir quelque soulagement de l'emploi de votre remède. Ses souffrances aiguës, qui duraient autrefois près d'une heure, se sont réduites de moitié. *L...* »

41. — R... — « 9 mars 1908. — Etant émerveillé du soulagement apporté par vos remèdes à un malade de notre commune, je viens vous demander si vous pourriez, de même, apporter quelque soulagement à la maladie horriblement douloureuse de mon mari. *C. P. de...* »

42. — L... — « 16 mars 1908. — ... le mal aurait commencé à avoir un tout petit peu d'odeur, et maintenant absolument du tout... C'est déjà quelque chose... En appliquant le remède sur la partie malade, ça ne fait pas souffrir du tout. *S. C...* »

43. — Les R... — « 8 avril 1908. — J'ai l'honneur de vous informer que votre remède anti-cancéreux a déjà apporté du soulagement à notre malade. *R...* »

44. — D... — « 27 avril 1908. — Je me trouve bien du traitement et ma grosseur diminue. *M.* »

45. — H... — « 28 avril 1908. — Je voulais me rendre compte de l'effet produit par l'*Eutropine*. Je suis heureux de vous dire que, malgré le peu de temps et le peu de liquide employé, par suite du bris d'une bouteille, la malade croit sentir une amélioration notable dans son état. *A. B...* »

46. — St.-G... — « 28 avril 1908. — Je ne saurais abandonner ce remède juste au moment où j'éprouve ses très efficaces bienfaits. C'est, du reste, le seul de tous ceux que les médecins m'on fait essayer, qui me donne bon espoir pour l'avenir. *B...* »

47. — E... — « 2 mai 1908. — Depuis que je me servais de l'*Eutropine*, les hémorragies avaient complètement disparu ; et voilà que depuis que j'ai été obligé de la supprimer, elles reviennent de nouveau. *Gr...* »

48. — A... — « 6 mai 1908. — Espérons, cependant, que vos ennemis n'auront pas gain de cause et que vous pourrez continuer, plus libre qu'auparavant, le bien que vous avez commencé. Je le souhaite d'autant plus que j'ai pu voir le soulagement que vos remèdes ont donné à ma pauvre tante. *E. F...* »

49. — L... — « 7 mai 1908. — Votre lettre m'a fait beaucoup de peine, mais c'est surtout quand je l'ai fait lire à ma malade. Elle qui comptait tant sur votre remède ! Elle se croyait guérie. Si vous la voyiez, comme elle est découragée ! *M. G...* »

50. — D... — « 10 mai 1908. — Veuillez m'envoyer de suite, s. v. p. un colis de 3 bouteilles de l'*Eutropine* de l'abbé Dupuy.

» La personne pour qui je fais venir ce remède en est très satisfaite. *P. C...* »

51. — F... — « 17 mai 1908. — Une chose que je désirerais vivement savoir, c'est si la vente de l'*Eutropine* continue à se faire ; car, le traitement, qui obtenait de parfaits résultats, a dû être cessé par plusieurs malades, dont j'ai entendu parler, pour les raisons que vous savez, et on m'a dit que depuis, ils se plaignent d'aller beaucoup moins bien. Veuillez donc me dire si on pourrait s'en procurer, cela me rendrait un immense et réel service. *J...* »

52. — C... — « 20 mai 1908. — Tâchez de procurer un colis de 3 bouteilles du même médicament, parce que je comprends que, depuis que nous employons de cette eau, le malade ne souffre pas et il n'y a pas d'inflammation. *S...* »

53. — L... — « 22 mai 1908. — Je vous serai très reconnaissant, M. Portes, de me faire parvenir d'autres remèdes anti-cancéreux : le malade qui s'en servait était en bonne voie de guérison. *A. J...* »

54. — C... — « 22 mai 1908. — Je recommande votre liquide à toutes les personnes qui ont du mal comme moi, et je reconnais que ça m'a fait beaucoup de bien *J.C...* »

55. — R... — « 22 mai 1908. — J'ai été profondément affligé en apprenant que toute fabrication d'*Eutropine* avait été suspendue. J'ai cependant à vous remercier des services que vous avez rendus à ma mère ; car elle est atteinte d'une tumeur cancéreuse, et depuis qu'elle se soignait avec votre remède, elle se trouvait dans le plus grand soulagement, et le mal, au lieu d'augmenter, diminuait chaque jour et calmait, en même temps, la souffrance. Mais, depuis qu'elle n'a plus votre remède, elle souffre le martyre et le mal augmente de plus en plus. *J.-B. N...* »

56. — H... — « 23 mai 1908. — Je suis enchanté de l'*Eutropine* de M. l'abbé Dupuy et je viens vous demander de m'en envoyer six autres bouteilles. *M. G...* »

57. H... — « 3 août 1908. — Monsieur le docteur, pardonnez-moi si je prends la liberté de vous écrire,

« Ayant un vif désir de continuer à me soigner avec l'*Eutropine* de M. l'abbé Dupuy, et n'osant pas lui écrire, dans la crainte de lui causer des ennuis, je viens vous demander, M. le Dr, si je dois espérer pouvoir avoir bientôt ce précieux remède. *E. G...* »

58. — D... — « 24 mai 1908. — C'est pour la seconde fois que je vous écris.. Vous aurez la bonté, s'il vous plaît, M. le curé, de me dire, le plus tôt possible, comment suivre votre traitement. Nous connaissons des personnes qui en sont bien contentes. *M. S...* »

59. — M... — « 12 mai 1908. — Je vous remercie de votre réponse. Vous savez sans doute que ma mère usait du remède l'*Eutropine* depuis déjà quelque temps. Elle s'en trouvait très bien ; mais il lui en faudrait d'autre absolument, je ne connais personne dans le voisinage pour m'en prendre chez vous et me le faire expédier. Pourtant, nous ne voulons pas laisser mourir ainsi notre mère. Vos juges ne doivent pas être des bourreaux. S'il n'y avait pas d'autre moyen et que je puisse en avoir en me rendant à Bagnères, je le ferai ; et s'il faut demander une permission au parquet, je la demanderai, mais il en faut.

« 25 juillet 1908. — Je vous serais reconnaissant de me dire si votre procès pour l'*Eutropine* sera bientôt terminé et si nous pouvons espérer encore avoir ce remède, pour nos malades qui, après en avoir senti de si heureux effets, en ont aujourd'hui si grand besoin... *P.-L. D...* »

60. — St-G... — « 18 juillet 1908. — Excusez-moi s'il vous plaît, pour la liberté que je prends, moi inconnue, de vous, (Monsieur l'archiprêtre).

» Je viens au nom d'un pauvre malade, mon frère, affligé d'un cancer au visage, vous demander en grâce s'il ne vous serait point possible de nous faire parvenir un remède qui nous était procuré par un prêtre de votre pays, M. Dupuy, curé de Salles-Adour.

» C'est le seul remède, après avoir essayé de tous les autres, qui ait fait du bien à mon frère.

» Depuis trois mois, il est interdit à ce bon prêtre d'expédier son *Eutropine*. Ses ennemis lui ont intenté un procès, comme s'occupant de médecine illégale, ce qui est faux.

» Ce remède était enfin parvenu à soulager notre pauvre malade et lui donnait l'espoir d'une guérison.

» Je viens donc, monsieur le Curé, faire appel à votre cœur charitable, en vous suppliant de tâcher de découvrir le moyen de nous en procurer, en cachette de ces méchants, bien entendu... V. P... »

61. — C... — « 25 mars 1908. — Nous avons commencé immédiatement le traitement, qui nous a donné de bons résultats.

» Notre pauvre malade a maintenant bon appétit et dort une notable partie des nuits.

» Le mal est très invétéré ; car il y a huit ans que le célèbre docteur Poirier lui a enlevé le sein droit. Sr. St-A... »

62. — L..., — « 30 mars 1908. — La plaie n'augmente pas du tout et ne lui fait plus éprouver les souffrances dont elle avait à se plaindre. Elle est dans un état de propreté qui est l'effet du remède.

» Elle a beaucoup de confiance dans le résultat final et ne saurait trop vous en remercier. P... »

63. — B..., — « 6 avril 1908. — Ma sœur me dit, dans sa lettre du 26 mars dernier : « Ma mystérieuse plaie qui est effrayante à voir a bien baissé.

» Depuis que j'y mets de l'eau du bon curé Dupuy, il ne sort que du sang qui a la couleur de briques cassées ; le premier jour, le sang coula très clair, très joli, mais cela ne durera qu'un jour. Je ne puis pas comprendre qu'une si terrible plaie me fasse si peu souffrir ; car, à peine je la sens. Oh ! que le Seigneur est bon pour sa pauvre servante !

» Et, dans sa lettre du 2 avril, elle me disait : « Mon incompréhensible plaie coule très peu depuis 2 jours ; les bords se sont aplatis et les alentours sont toujours gras et durs ; j'y mets de l'eau du bon curé deux fois par jour, le matin et le soir, comme on me l'a dit ; mais le froid qui me glace la poitrine m'a empêché d'y en appliquer 3 fois. V... »

64. — C... — « 9 avril 1908. — Je n'ai employé qu'une bouteille. Je peux vous dire que ça m'a soulagé et que j'ai pu me reposer un peu. T. D... »

65. — G... « 4 août 1908. — Depuis que vous avez cessé l'envoi de l'*Eutropine*, il s'est écoulé déjà un certain laps de temps. Je viens donc aujourd'hui vous demander ce qu'il en est, et si la vente va recommencer bientôt.

» Je souffre énormément depuis que je n'ai plus cette eau, et j'ai été obligée de reprendre des anciens médicaments, qui ne me font absolument rien. La plaie que j'ai au sein s'étend de jour en jour, les hémorragies se répètent à chaque instant, je souffre le martyre. L'*Eutropine* me faisait du bien, par les lavages répétés. N'auriez-vous donc rien d'analogue, Monsieur Favaret ?... L.-T... »

Tous ces extraits sont conformes au texte original des lettres versées au procès.

Des lettres non moins remarquables ont été produites seulement en appel et versées au procès, le 16 janvier 1909. Les deux suivantes signalent deux vrais succès.

I. — Cancer des Parotides. — « Monsieur l'Abbé,
« je vous rends réponse au nom de mon père pour vous re-
« mercier... Grâce à votre bon remède, mon père est com-
« plètement guéri et ne se sent plus de rien. Aussitôt qu'il
« a eu employé un colis de trois bouteilles, il a eu beaucoup
« de soulagement, il dormait bien et ça ne le démangeait plus
« dans les *dentiers* (sic), en un mot, il retrouvait la joie et la
« santé...
17 octobre 1908: Ch. J..., à T.-en-F., (L.-I.)

II. — Cancer du Sein. — « Monsieur le Docteur, vous
« souvient-il qu'au mois de mars dernier, j'avais conduit ma
« sœur à Bagnères au sujet du traitement de M. l'abbé Du-
« puy ? A ce moment-là, j'avais vu avec ma sœur M. le doc-
« teur D... de T... qui avait constaté, dans le sein droit, une
« tumeur cancéreuse avec des glandes sous l'aisselle. Il fut
« même convenu qu'on l'opèrerait, non dans l'espoir de la
« guérir, mais simplement pour prévenir les douleurs in-
« supportables qui, paraît-il, attendent ces malades ; l'opé-
« ration fut décidée pour le 25 ; mais je voulus tenter une
« dernière chance en m'adressant à vous, et j'ai le plaisir de
« vous dire que ma sœur, dès la première application de l'*Eu-*
« *tropine*, a éprouvé un grand soulagement ; et, à la seconde
« bouteille, toute douleur avait disparu et la plaie s'était ci-
« catrisée. En sorte qu'aujourd'hui il ne reste plus rien, pas
« même les glandes sous les bras. Vous dire combien nous
« sommes heureux est impossible. Si j'ai tant tardé...
Ce 12 décembre 1908. D. A.., à F... (H.-P.)

Autres applications de l'Eutropine

Jusqu'ici il n'a été question que du cancer, du traitement du cancer, objet principal de nos études.

Il est temps de dire que l'Eutropine guérit, avec une grande facilité, les *plaies* et *ulcères* de toute nature, les *abcès*, les *anthrax*, les *exémas*, les *herpès*, les *panaris*, les *brûlures*, etc.

Un bon conseil

Il y a un double motif de préférer, dans presque tous les cas, l'Eutropine aux autres vulnéraires :

1° Elle les remplace tous avantageusement.

2° Elle empêche les ulcères et les plaies de dégénérer en cancers.

Tout cancer suppose un microbe, qui en est la cause spécifique, et un milieu favorable à la pullulation de ce microbe. Or, ce milieu, c'est toujours un organe ou un tissu atteint d'une plaie, d'une inflammation, d'un commencement de désorganisation ou d'une altération quelconque. Mais l'Eutropine modifie rapidement ce milieu et le protège contre toute invasion microbienne. Elle empêche la formation du cancer.

Je conseille d'user de ce moyen de défense et de préservation.

Le Cancer chez la femme

De tout temps, on a constaté que le cancer est moins fréquent chez l'homme que chez la femme.

Et l'on sait que, chez celle-ci, les cancers du sein et ceux de l'utérus sont les plus communs. Cela tient à ce que ces deux organes sont sujets à beaucoup de lésions et trop souvent éprouvés par le contre-coup de quelque lésion de la fonction correspondante.

Mais il est cependant vrai que ces deux organes sont les plus faciles à préserver et à guérir du cancer par l'emploi de l'Eutropine.

Il importe donc, à la femme, d'apprendre à se servir de l'Eutropine, contre la *métrorhagie*, la *leucorrhée*, les *métrites*, les *abcès* et la *congestion* des seins, qui la prédisposent au cancer, et contre le cancer même, si, malgré les précautions prises, il vient jamais à se déclarer.

⁂

Tous les renseignements généraux relatifs aux cancers du sein et de l'utérus seront réunis dans un tout petit *manuel* qui paraîtra prochainement.

Pour recevoir ce *manuel* franco, par la poste et *sous enveloppe fermée*, joindre le prix (0 fr. 50) à la demande.

AVIS

Je serai toujours à la disposition des malades pour leur donner gratuitement tous les renseignements généraux et les explications nécessaires. Et je répondrai sans retard à toute lettre affranchie contenant un timbre de dix centimes pour l'affranchissement de la réponse.

S'il s'agit d'une consultation médicale, ce sera l'affaire de mon médecin.

Dans ce cas indiquer :

1º Le sexe du malade ; 2º Son âge ; 3º Son état général de santé ; 4º Le siège du mal ; 5º Son étendue ; 6º La date de la première apparition ; 7º Les traitements déjà suivis.

Ces renseignements sont nécessaires pour éviter toute erreur.

Dire si c'est au malade lui-même ou à son médecin qu'il faut adresser *la consultation* du docteur.

L'Eutropine est un remède magistral.

NOTE

Heureux de penser que l'Eutropine est, pour les malades les plus malheureux, un moyen de soulagement et de guérison, fier et reconnaissant des témoignages, des encouragements et des bons conseils que j'ai tant de fois reçus de la part de membres très distingués du Corps Médical, je ne me préoccuperai désormais que des défauts de mon remède.

VOICI LE PLUS REGRETTABLE :

Le cancer étant reconnu comme une maladie parasitaire, il s'agit de trouver une substance qui, introduite dans l'organisme, même déjà parasité, puisse sûrement causer la mort du micro-organisme malin, sans jamais nuire à la santé du sujet.

En un mot, le remède cherché doit remplir deux conditions :

1º Etre mortel au parasite ;

2º Produire son effet dans tous les cas et à une dose assez faible pour n'être ni difficile ni dangereux à employer.

L'Eutropine, remède pour l'usage externe, n'est pas encore ce remède idéal.

Le problème n'est pas tout à fait résolu.

Cependant, des amis et des correspondants nombreux m'ayant accordé leur précieuse et bienveillante collaboration, j'ai pu réunir des renseignements assez complets et assez précis relativement à la fréquence du cancer dans les diverses régions de la France.

Et il m'a paru certain que plusieurs localités jouissent d'une réelle immunité contre le cancer.

Partant de là, j'ai tout fait dans le but de reconnaître à quelle circonstance, à quelle cause, l'on doit demander l'explication de cet enviable privilège.

Je n'ose pas dire encore : *je sais*.

Mais j'espère, et ma confiance augmente à mesure que je poursuis mes recherches.

Je suis convaincu que nous posséderons, avant longtemps, le remède vraiment curatif et préservatif du cancer, de tous les cancers.

A. DUPUY

Imprimerie Saint-Joseph, n° 24 (bis), rue Eugène-Ténot, Tarbes. (H.-P.)

www.ingramcontent.com/pod-product-compliance
Lightning Source LLC
Chambersburg PA
CBHW030057230526
45471CB00003B/1129